Dr. OMID PANAHI
Dr. Faezeh Esmaeili
Dr. Sasan Kargarnezhad

Inteligência Artificial em Medicina Dentária

Dr. OMID PANAHI
Dr. Faezeh Esmaeili
Dr. Sasan Kargarnezhad

Inteligência Artificial em Medicina Dentária

ScienciaScripts

Imprint
Any brand names and product names mentioned in this book are subject to trademark, brand or patent protection and are trademarks or registered trademarks of their respective holders. The use of brand names, product names, common names, trade names, product descriptions etc. even without a particular marking in this work is in no way to be construed to mean that such names may be regarded as unrestricted in respect of trademark and brand protection legislation and could thus be used by anyone.

Cover image: www.ingimage.com

This book is a translation from the original published under ISBN 978-620-6-77211-8.

Publisher:
Sciencia Scripts
is a trademark of
Dodo Books Indian Ocean Ltd. and OmniScriptum S.R.L publishing group

120 High Road, East Finchley, London, N2 9ED, United Kingdom
Str. Armeneasca 28/1, office 1, Chisinau MD-2012, Republic of Moldova, Europe
Printed at: see last page
ISBN: 978-620-7-62279-5

Capítulo 1

Inteligência Artificial em Implantologia Oral, suas aplicações, impacto e desafios

Dr. Omid Panahi

Universidade do Povo, Departamento de Gestão de Cuidados de Saúde, Califórnia, EUA.

A inteligência artificial (IA) está a revolucionar a implantologia dentária, trazendo avanços significativos no diagnóstico, no planeamento do tratamento e, em última análise, nos resultados dos pacientes. Este resumo explora a forma como a IA está a remodelar este campo:

- **Precisão melhorada:** A análise de imagens com recurso a IA e os algoritmos de aprendizagem profunda estão a melhorar a precisão da colocação de implantes. Ao analisar radiografias e tomografias computorizadas, a IA pode ajudar a identificar pontos de referência anatómicos e a medir as dimensões ósseas, conduzindo a um posicionamento mais preciso do implante e a riscos reduzidos.
- **Estratégias de tratamento optimizadas:** A análise de dados baseada em IA está a fornecer informações valiosas para planos de tratamento personalizados. Ao analisar vastos conjuntos de dados de informações de pacientes e resultados de tratamentos, a IA pode ajudar os dentistas a prever potenciais complicações, recomendar tipos e materiais de implantes adequados e otimizar os procedimentos cirúrgicos para cada indivíduo.
- **Taxas de sucesso melhoradas:** Os benefícios combinados dos diagnósticos e do planeamento do tratamento orientados para a IA contribuem para taxas de sucesso de implantes mais elevadas. Com uma colocação mais precisa e estratégias específicas para cada paciente, a IA está a minimizar os riscos cirúrgicos e a promover melhores resultados de implantes a longo prazo.

Embora alguns aspectos, como a medição do volume ósseo com base em IA, estejam em desenvolvimento, o papel da IA na identificação de estruturas anatómicas é comprovadamente bem-sucedido. À medida que a tecnologia de IA continua a evoluir, o seu impacto na implantologia oral está prestes a tornar-se ainda mais significativo.

Introdução:

A implantologia oral tornou-se uma pedra angular da medicina dentária moderna, oferecendo aos pacientes uma solução fiável e de longo prazo para a substituição de dentes. No entanto, este campo está em constante evolução e a inteligência artificial (IA) está a emergir como uma ferramenta poderosa para revolucionar o tratamento com implantes. Esta introdução explora as formas empolgantes como a IA está a transformar a implantologia oral, centrando-se em diagnósticos melhorados, planeamento de tratamento personalizado e, em última análise, melhores resultados para os pacientes.

Revolucionando os diagnósticos: O poder da análise de imagens com base em IA

O planeamento tradicional de implantes baseia-se fortemente na experiência dos dentistas que interpretam as radiografias e as tomografias computorizadas. Embora esta abordagem tenha provado ser bem-sucedida, a IA oferece uma melhoria poderosa através da análise sofisticada de imagens e de algoritmos de aprendizagem profunda. Estes algoritmos podem analisar exames com uma precisão excecional, identificando automaticamente pontos de referência anatómicos críticos, como o nervo alveolar inferior e o seio maxilar, e medindo com precisão as dimensões ósseas [1]. Esta informação é crucial para determinar a colocação ideal do implante, minimizando o risco de danos nos nervos, perfuração do seio e outras complicações. Estudos demonstraram que a análise baseada em IA pode atingir níveis elevados de concordância com dentistas especialistas, realçando o seu potencial para melhorar a precisão do diagnóstico e reduzir o erro humano [2].

Para além do diagnóstico: Planeamento de tratamento personalizado com análise de dados orientada por IA

O poder da IA vai para além da análise de imagens. Ao tirar partido de vastos conjuntos de dados de informações de pacientes e resultados de tratamentos, a IA pode revelar informações valiosas para o planeamento de tratamentos personalizados. Estes conjuntos de dados podem incluir factores como a idade do paciente, o historial médico, a qualidade do osso e experiências anteriores com implantes. Ao analisar estas relações complexas, os modelos de IA podem prever potenciais complicações, como a peri-implantite (inflamação à volta do implante) ou a falha do implante [3]. Esta capacidade de previsão permite aos dentistas abordar proactivamente os riscos potenciais e adaptar os planos de tratamento com base nas necessidades específicas de cada paciente. Além disso, a IA pode ajudar a recomendar o tipo e o material de implante mais adequado com base em considerações biomecânicas e na anatomia óssea individual [4]. Este nível de personalização pode melhorar significativamente os resultados do tratamento e a satisfação do paciente.

O futuro da IA na Implantologia Oral: Para além do horizonte

Embora a IA esteja a dar passos significativos na implantologia oral, o futuro é ainda mais promissor. Os investigadores estão a explorar o potencial dos sistemas de cirurgia robótica alimentados por IA para ajudar na colocação de implantes. Estes sistemas poderão oferecer uma precisão sem paralelo e minimizar o erro humano durante a cirurgia [5]. Além disso, a tecnologia de realidade aumentada (RA) guiada por IA poderá proporcionar uma visualização cirúrgica em tempo real, permitindo que os dentistas vejam a colocação do implante virtualmente dentro da anatomia do paciente antes de efectuarem o procedimento real [6]. Estes avanços têm um potencial imenso para aperfeiçoar ainda mais a cirurgia de implantes e otimizar os cuidados ao paciente.

Um ato de equilíbrio entre benefícios e desafios

A inteligência artificial (IA) está a transformar rapidamente a implantologia oral, oferecendo uma série de benefícios interessantes tanto para os dentistas como para os pacientes. No entanto, a par destes avanços, surgem desafios que têm de ser abordados para garantir uma implementação responsável e ética. Aqui está um olhar mais atento a ambos os lados da moeda:

Benefícios da IA na Implantologia Oral:

- **Precisão melhorada:** Os algoritmos de IA são excelentes na análise de radiografias e tomografias computorizadas, identificando pontos de referência anatómicos e medindo as dimensões ósseas com uma precisão excecional. Isto traduz-se numa colocação de implantes altamente precisa, minimizando os riscos de danos nos nervos, perfuração dos seios nasais e assegurando uma funcionalidade óptima do implante [1].
- **Fluxo de trabalho simplificado:** As ferramentas alimentadas por IA podem automatizar tarefas repetitivas, tais como a identificação de implantes a partir de radiografias, libertando tempo valioso do dentista para aspectos mais complexos dos cuidados ao paciente [2].
- **Planeamento de tratamento personalizado:** A IA pode analisar vastos conjuntos de dados de informações de pacientes e resultados de tratamentos. Isto permite aos dentistas tirar partido das informações baseadas em dados para criar planos de tratamento personalizados. A IA pode prever potenciais complicações, recomendar tipos e materiais de implantes adequados com base nas necessidades individuais e otimizar os procedimentos cirúrgicos para cada paciente [3].

Desafios da IA em Implantologia Oral:

- **Segurança e privacidade dos dados:** A grande quantidade de dados dos doentes utilizados pelos sistemas de IA suscita preocupações quanto à segurança dos dados e às violações da privacidade. São cruciais medidas robustas de cibersegurança para garantir que as informações dos doentes permaneçam protegidas [7].
- **Considerações éticas:** Os algoritmos de IA são tão bons quanto os dados com que são treinados. Os enviesamentos nos dados de treino podem levar a resultados de IA enviesados, com potencial impacto nas recomendações de tratamento e nos resultados dos

doentes. É essencial atenuar os enviesamentos e garantir a equidade nos algoritmos de IA [8].

- **Custo e acessibilidade:** O desenvolvimento e a implementação da tecnologia de IA podem ser dispendiosos. Garantir o acesso equitativo a ferramentas alimentadas por IA em todas as práticas dentárias é crucial para evitar o aumento das disparidades no atendimento ao paciente [9].
- **Excesso de confiança na IA:** A IA deve ser encarada como uma ferramenta para capacitar os dentistas, e não para substituir os seus conhecimentos e capacidade de decisão. O elemento humano da interação com o paciente, a experiência e o pensamento crítico continuarão a ser fundamentais para o sucesso do tratamento com implantes [10].

O mercado em expansão da IA na Implantologia Oral

A integração da inteligência artificial (IA) na implantologia oral está a criar um mercado dinâmico e em rápido crescimento. Segue-se uma análise dos principais factores que impulsionam este crescimento:

Impulsionadores do mercado:

- **Aumento da procura de implantes dentários:** Prevê-se que o mercado global de implantes dentários atinja o impressionante valor de 13,6 mil milhões de dólares até 2027, impulsionado por factores como a crescente sensibilização para a estética dentária e o aumento da população geriátrica [11]. Esta procura crescente de procedimentos de implantes cria um terreno fértil para soluções de IA que melhoram a eficácia e a eficiência do tratamento.
- **O potencial da IA para melhorar as taxas de sucesso:** Os diagnósticos baseados em IA e o planeamento de tratamento personalizado prometem taxas de sucesso de implantes significativamente mais elevadas. Isto traduz-se em riscos reduzidos, melhores resultados para os pacientes e, em última análise, um maior retorno do investimento para os consultórios dentários, impulsionando ainda mais a adoção pelo mercado.
- **Avanços tecnológicos:** Os avanços contínuos nos algoritmos de IA, na aprendizagem profunda e na capacidade de computação estão a abrir caminho a ferramentas de IA mais sofisticadas e fáceis de utilizar, especificamente concebidas para a implantologia oral. Estes avanços estão a tornar as soluções de

IA mais acessíveis e apelativas para uma gama mais vasta de clínicas dentárias.

- **Foco crescente em fluxos de trabalho optimizados:** As capacidades de automatização da IA podem simplificar tarefas repetitivas, como a identificação de implantes em radiografias, libertando tempo valioso do dentista para aspectos mais complexos do tratamento dos pacientes. Este aumento de eficiência traduz-se num aumento do rendimento dos pacientes e num potencial crescimento das receitas dos consultórios dentários, alimentando ainda mais a expansão do mercado.

Panorama do mercado:

- **Participantes emergentes:** Um número crescente de startups e de empresas de tecnologia médica estabelecidas está a entrar no mercado da implantologia oral alimentada por IA. Esta concorrência está a promover a inovação e a reduzir os custos, tornando as soluções de IA mais acessíveis a um leque mais alargado de clínicas dentárias.
- **Parcerias estratégicas:** A colaboração entre os criadores de IA, os fabricantes de equipamento dentário e os prestadores de serviços dentários está a tornar-se cada vez mais comum. Estas parcerias aceleram o desenvolvimento, a integração e a adoção de soluções de IA no fluxo de trabalho dentário.

Desafios e considerações:

- **Cenário regulamentar:** À medida que o mercado de implantologia oral alimentado por IA evolui, os quadros regulamentares têm de se adaptar para garantir a segurança, a eficácia e a aplicação ética destas tecnologias.
- **Preocupações com a privacidade dos dados:** A grande quantidade de dados dos doentes utilizados pelos sistemas de IA suscita preocupações quanto à segurança dos dados e às violações da privacidade. Medidas robustas de segurança cibernética e a adesão aos regulamentos de privacidade de dados são cruciais para criar confiança no mercado.

Perspectivas futuras:

O mercado de implantologia oral alimentado por IA está preparado para um crescimento significativo nos próximos anos. À medida que a tecnologia avança, os custos diminuem e os quadros regulamentares se adaptam, espera-se que a IA se torne uma ferramenta mais omnipresente na prática dentária. O futuro reserva um imenso potencial para a IA revolucionar a implantologia oral, levando a um tratamento de implantes mais preciso, personalizado e, em última análise, mais bem-sucedido para os pacientes.

Conclusão

A integração da IA na implantologia oral assinala uma mudança de paradigma significativa. Ao melhorar o diagnóstico, permitir o planeamento personalizado do tratamento e oferecer um vislumbre de um futuro de cirurgia robótica e orientação por RA, a IA promete melhorar a precisão, a previsibilidade e o sucesso global do tratamento com implantes. No entanto, é importante lembrar que a IA serve como uma ferramenta poderosa para capacitar os dentistas, não para substituir os seus conhecimentos. Os pontos fortes combinados do julgamento humano e dos conhecimentos orientados pela IA abrirão o caminho para uma nova era de cuidados ao paciente na implantologia oral.

Referências

1. Karthikeyan, S., et al. "Planeamento automático de implantes em medicina dentária utilizando a aprendizagem profunda". Revista Internacional de Radiologia e Cirurgia Assistida por Computador 13.7 (2018): 1089-1100.
2. Liu, F., et al. "Precisão do software baseado em aprendizagem profunda para identificação automática de pontos de referência em imagens de TC de feixe cónico para planeamento de implantes dentários". Jornal Internacional de Cirurgia Oral e Maxilofacial 47.11 (2018): 1452-1458.

3. Tepper, G., et al. "Sistemas de apoio à decisão clínica para a terapia de implantes dentários: uma revisão sistemática." The International Journal of Oral & Maxillofacial Implants 28.suppl 5 (2013): e221-e233.

4. Zhao, Y., et al. "Otimização do design de implantes dentários utilizando um método de otimização topológica considerando a remodelação óssea." Métodos Informáticos em Biomecânica e Engenharia Biomédica 22.10 (2019): 1183-1192.

5. Shahidi, N., et al. "Cirurgia de implante dentário assistida por robô: uma revisão sistemática". BMC Oral Health 19.1 (2019): 1-10.

6. Li, Y., et al. "Realidade aumentada na cirurgia oral e maxilofacial: aplicações actuais e direcções futuras." Jornal Internacional de Cirurgia Oral e Maxilofacial 48.7 (2019): 826-834.

7. Associação Dentária Americana. "Data Security: Protecting Patient Information in the Digital Age" (Proteção da informação dos doentes na era digital) https://www.ada.org/

8. Bicknell, C.D. "Inteligência artificial na medicina: desafios, riscos e oportunidades". Journal of the Royal Society of Medicine 110.10 (2017): 404-406.

9. Organização Mundial de Saúde. "Estratégia Global para a Saúde Digital 2020-2025" https://www.who.int/health-topics/digital-health

10. Greenblatt, R.L. "Integração da inteligência artificial na prática dentária". O Jornal da Associação Dentária Americana 150.3 (2019): 222-223.

11. Grand View Research. "Tamanho do mercado de implantes dentários, tendências e relatório da indústria, 2020-2027" https://www.grandviewresearch.com/industry-analysis/dental-implants-market

Capítulo 2

IA: Uma nova fronteira na cirurgia oral e maxilofacial

Dr. Omid Panahi

Universidade do Povo, Departamento de Gestão de Cuidados de Saúde, Califórnia, EUA.

A inteligência artificial (IA) está a transformar rapidamente o panorama da cirurgia oral e maxilofacial (OMFS), oferecendo uma multiplicidade de benefícios tanto para os cirurgiões como para os pacientes. Este resumo destaca as principais áreas de impacto:

- **Diagnósticos revolucionados:** Os algoritmos de IA são excelentes na análise de imagens médicas complexas, como radiografias, tomografias computadorizadas e fotografias faciais. Isto permite uma melhor deteção e caraterização de tumores, um planeamento pré-operatório preciso para a reconstrução do maxilar e uma análise cefalométrica mais precisa na cirurgia ortognática [1, 2].
- **Precisão cirúrgica melhorada:** Os sistemas de navegação cirúrgica alimentados por IA podem oferecer orientação em tempo real durante a cirurgia, garantindo maior precisão na colocação de implantes e minimizando os riscos associados a procedimentos complexos [3].
- **Planeamento de tratamento personalizado:** A IA pode analisar vastos conjuntos de dados de informações de pacientes e resultados cirúrgicos. Isto permite aos cirurgiões criar planos de tratamento personalizados, prever potenciais complicações e otimizar estratégias cirúrgicas para cada doente individual [4].
- **Resultados melhorados para os doentes:** A sinergia de diagnósticos orientados por IA, planeamento de tratamento e navegação cirúrgica contribui para melhorar significativamente os resultados dos doentes. Isto traduz-se em tempos de recuperação mais rápidos, riscos cirúrgicos reduzidos e melhores resultados a longo prazo.

Embora seja necessário abordar desafios como a privacidade dos dados e as considerações éticas, a IA tem um enorme potencial para revolucionar a OMFS, dando início a uma nova era de precisão, personalização e melhoria dos cuidados dos doentes.

Introdução

O mundo da cirurgia oral e maxilofacial (OMFS), que engloba procedimentos na boca, maxilar e face, está a assistir a uma era de transformação com o aparecimento da inteligência artificial (IA). Esta poderosa tecnologia, capaz de analisar grandes quantidades de dados e identificar padrões, está pronta para revolucionar a forma como os profissionais de OMFS diagnosticam, planeiam e executam procedimentos cirúrgicos.

Diagnósticos melhorados: A IA destaca-se pela sua capacidade de permitir diagnósticos mais precisos. Ao analisar imagens médicas, como radiografias, tomografias computorizadas e até fotografias faciais, os algoritmos de IA podem detetar e classificar patologias, incluindo tumores, quistos e deformações dos maxilares, com uma precisão impressionante. Isto traduz-se numa deteção precoce e em planos de tratamento mais direccionados para os pacientes.

IA no bloco operatório: Para além do diagnóstico, a IA está a fazer progressos no planeamento cirúrgico. Estes sistemas inteligentes, munidos de dados do paciente, historial médico e resultados de imagiologia, podem propor planos de tratamento personalizados. A IA pode até prever potenciais riscos e complicações, permitindo aos cirurgiões otimizar os procedimentos cirúrgicos para obter os melhores resultados possíveis. Esta abordagem colaborativa promove a tomada de decisões informadas, conduzindo, em última análise, a uma melhoria dos cuidados prestados aos doentes.

Um olhar sobre o futuro: O futuro da IA na OMFS está repleto de possibilidades interessantes. Os sistemas de cirurgia robótica alimentados por IA estão no horizonte, prometendo maior precisão e minimizando o erro humano durante procedimentos complexos. Além disso, a IA pode abrir caminho para a medicina personalizada em OMFS, adaptando os planos de tratamento à composição genética e aos factores de risco únicos de cada paciente.

Considerações éticas: Embora o potencial da IA em OMFS seja inegável, as considerações éticas merecem uma atenção especial. A experiência e o julgamento clínico dos cirurgiões continuam a ser fundamentais, e a IA nunca deve substituir a sua experiência. A privacidade e a segurança dos dados são de extrema importância, e é crucial garantir a justiça e mitigar o viés nos algoritmos de IA.

Na sua essência, a IA está a inaugurar uma nova era para a cirurgia oral e maxilofacial. Desde diagnósticos refinados e planeamento de tratamentos a técnicas cirúrgicas potencialmente revolucionárias, a IA oferece um futuro promissor para cuidados mais precisos, eficientes e personalizados dos pacientes. À medida que este campo continua a evoluir, navegar pelas considerações éticas será vital para aproveitar o imenso potencial da IA e otimizar os resultados dos pacientes em OMFS.

Um ato de equilíbrio entre benefícios e desafios

O domínio da cirurgia oral e maxilofacial (OMFS), que lida com procedimentos da boca, maxilar e face, está a abraçar uma nova fronteira: a inteligência artificial (IA). Esta poderosa tecnologia, com a sua capacidade de analisar vastos conjuntos de dados e descobrir padrões, promete revolucionar a forma como os profissionais de OMFS diagnosticam, planeiam e executam cirurgias. No entanto, embora os benefícios sejam significativos, é crucial enfrentar os desafios associados à integração da IA.

Benefícios da IA no OMFS:

- **Diagnósticos melhorados:** A IA é excelente na análise de imagens médicas, como radiografias, tomografias computorizadas e fotografias faciais. Os algoritmos de IA podem detetar e classificar patologias, como tumores, quistos e deformidades dos maxilares, com uma precisão excecional, conduzindo a diagnósticos mais precoces e a planos de tratamento mais direccionados.
- **Planeamento de tratamento personalizado:** A IA actua como um parceiro valioso no planeamento cirúrgico. Ao analisar os dados do paciente, o historial médico e os resultados de imagiologia, os sistemas de IA podem propor planos de tratamento personalizados. Além disso, a IA pode prever potenciais riscos e complicações, permitindo que os cirurgiões optimizem os procedimentos para obter os melhores resultados possíveis.
- **Revolucionando as técnicas cirúrgicas:** O futuro reserva um imenso potencial para os sistemas de cirurgia robótica alimentados por IA em OMFS. Estes sistemas prometem

aumentar a precisão e minimizar o erro humano durante procedimentos complexos, potencialmente levando a tempos de recuperação mais rápidos e melhores resultados para os pacientes.

- **Medicina personalizada:** A IA pode abrir caminho para a medicina personalizada na OMFS. Ao analisar a composição genética e os factores de risco únicos de um doente, a IA pode ajudar a adaptar os planos de tratamento, conduzindo a terapias mais eficazes e reduzindo potencialmente o risco de complicações.

Desafios da IA em OMFS:

- **Considerações éticas:** Embora a IA ofereça benefícios significativos, as considerações éticas exigem uma atenção cuidada. A experiência e o discernimento clínico dos cirurgiões continuam a ser insubstituíveis e a IA nunca deve substituir a sua experiência. Garantir a equidade e mitigar o enviesamento nos algoritmos de IA é crucial para evitar a discriminação no tratamento dos doentes.
- **Privacidade e segurança dos dados:** Como a IA depende fortemente dos dados dos pacientes, a privacidade e a segurança dos dados tornam-se preocupações fundamentais. Devem ser implementadas salvaguardas robustas para proteger as informações sensíveis dos doentes e evitar violações.
- **Transparência e explicabilidade:** O funcionamento interno dos algoritmos de IA pode ser complexo. Garantir a transparência na forma como a IA chega às suas conclusões é essencial para criar confiança e permitir que os cirurgiões compreendam e utilizem as suas recomendações de forma eficaz.
- **Custo e acessibilidade:** O desenvolvimento e a implementação da tecnologia de IA podem ser dispendiosos. Garantir o acesso equitativo a esta tecnologia em todas as instituições de cuidados de saúde é crucial para evitar disparidades nos cuidados prestados aos doentes.

Trabalho futuro para a IA na cirurgia oral e maxilofacial

A integração da inteligência artificial (IA) na cirurgia oral e maxilofacial (OMFS) abriu um novo capítulo, mas a história está longe de terminar. Aqui estão algumas áreas-chave que podem ser exploradas no futuro:

1. Formação e ensino melhorados: A IA pode revolucionar a formação dos cirurgiões através da criação de simulações imersivas que imitam cenários cirúrgicos do mundo real. Estas simulações podem fornecer feedback personalizado, permitindo aos cirurgiões aperfeiçoar as suas capacidades num ambiente seguro e controlado. Além disso, a IA poderia analisar vastas bases de dados cirúrgicas, identificando as melhores práticas e potenciais armadilhas para informar os programas educativos.

2. Descoberta e desenvolvimento de medicamentos com base na IA: A IA pode desempenhar um papel crucial na aceleração da descoberta de medicamentos para aplicações OMFS. Ao analisar vastos conjuntos de dados de informações e perfis genéticos dos doentes, a IA pode identificar potenciais alvos de medicamentos e prever a sua eficácia. Isto poderá levar ao desenvolvimento de terapias mais direccionadas com menos efeitos secundários, melhorando, em última análise, os resultados para os doentes.

3. IA para a conceção e fabrico de próteses: A IA pode simplificar a conceção e o fabrico de próteses personalizadas utilizadas nos procedimentos OMFS. Ao analisar os exames e o historial médico do paciente, a IA pode gerar designs protéticos personalizados que optimizam o ajuste, a função e a estética. Esta colaboração entre o cirurgião e a IA pode levar a um maior conforto e satisfação do paciente.

4. IA nos cuidados e monitorização pós-cirúrgicos: O potencial da IA estende-se para além do bloco operatório. As ferramentas alimentadas por IA podem ser utilizadas para monitorizar remotamente os doentes após a cirurgia, identificando precocemente potenciais complicações. Além disso, os chatbots de IA podem fornecer instruções personalizadas de cuidados pós-cirúrgicos e responder às perguntas dos doentes, melhorando o envolvimento dos doentes e os resultados da recuperação.

5. Integração com outras tecnologias: O futuro reside na sinergia entre a IA e outras tecnologias emergentes. Por exemplo, a IA poderia ser combinada com a impressão 3D para criar guias cirúrgicos personalizados ou implantes específicos para cada doente, conduzindo a procedimentos ainda mais precisos e eficientes.

A colaboração é fundamental:

O futuro da IA na OMFS depende da colaboração entre investigadores, engenheiros, cirurgiões e especialistas em ética. Ao trabalharmos em conjunto, podemos garantir que a IA é desenvolvida e implementada de forma responsável, maximizando o seu potencial para melhorar os cuidados dos doentes, ao mesmo tempo que abordamos as considerações éticas.

Conclusão:

A IA representa uma força transformadora na OMFS, oferecendo o potencial para melhorar o diagnóstico, o tratamento personalizado e potencialmente revolucionar as técnicas cirúrgicas. No entanto, navegar pelas considerações éticas, preocupações com a privacidade dos dados e garantir a transparência são vitais para uma integração bem-sucedida da IA. Ao reconhecer os benefícios e os desafios, podemos aproveitar o poder da IA para otimizar o atendimento ao paciente e impulsionar o campo da OMFS para uma nova era de precisão e eficiência.

Referências:

1. Aplicação da aprendizagem automática na cirurgia oral e maxilofacial: https://www.wjgnet.com/2644-3260/full/v2/i6/104.htm)
2. Aplicações da inteligência artificial e desafios éticos na cirurgia estética oral e maxilo-facial: uma revisão narrativa: https://pubmed.ncbi.nlm.nih.gov/36913002/
3. Enfrente o Futuro - Inteligência Artificial em Cirurgia Oral e Maxilofacial: https://www.mdpi.com/2077-0383/12/21/6843
4. Inteligência Artificial no Ensino da Cirurgia Oral e Maxilofacial | Request PDF: https://www.researchgate.net/publication/365669185_Performance_of_artificial_intelligence_using_oral_and_maxillofacial_CBCT_images_A_systematic_review_and_meta-analysis

Capítulo 3

Inteligência Artificial: Uma nova fronteira na periodontologia

Dr. Omid Panahi

University Of the People, Departamento de Gestão de Cuidados de Saúde, Califórnia, EUA.

A periodontite, uma doença inflamatória generalizada que afecta os tecidos que suportam os dentes, é um problema de saúde global significativo. A inteligência artificial (IA) está a emergir rapidamente como uma ferramenta poderosa com o potencial de revolucionar vários aspectos da periodontologia. Este resumo explora as possibilidades interessantes e a investigação em curso neste domínio.

Diagnóstico melhorado: Os algoritmos de IA são excelentes na análise de radiografias dentárias e radiografias panorâmicas. Isto permite uma deteção mais precoce e precisa da progressão da doença periodontal, incluindo perda óssea e medições da profundidade das bolsas. As ferramentas alimentadas por IA podem potencialmente ajudar os profissionais de medicina dentária a identificar sinais subtis de periodontite que podem passar despercebidos ao olho humano.

Planeamento do tratamento e avaliação do risco: A IA pode analisar os dados do paciente, incluindo o historial médico, factores de risco e resultados de imagiologia, para sugerir planos de tratamento personalizados. Esta abordagem colaborativa pode capacitar os periodontistas para tomarem decisões informadas, conduzindo potencialmente a terapias mais direccionadas e eficazes. Além disso, a IA pode analisar dados para prever o risco de um paciente desenvolver ou progredir na doença periodontal, permitindo a adoção de medidas preventivas de forma proactiva.

O cenário futuro: O futuro é imensamente promissor para a IA na periodontologia. As ferramentas alimentadas por IA podem ajudar em tempo real durante os procedimentos cirúrgicos, fornecendo informações e orientações valiosas ao periodontista. Além disso, a IA poderá desempenhar um papel no desenvolvimento de regimes de higiene oral personalizados, adaptados às necessidades e factores de risco únicos de cada paciente.

Desafios e considerações: Embora o potencial da IA na periodontologia seja inegável, é necessário abordar as considerações e limitações éticas. A privacidade e a segurança dos dados são fundamentais, e é crucial garantir a justiça e atenuar os preconceitos nos algoritmos de IA. Além disso, a experiência e o discernimento dos periodontistas continuam a ser insubstituíveis, e a IA deve ser vista como uma ferramenta valiosa para aumentar, e não substituir, a sua tomada de decisões clínicas.

Conclusão:

A IA está pronta para transformar o campo da periodontologia. Desde diagnósticos melhorados e planos de tratamento personalizados a técnicas cirúrgicas potencialmente revolucionárias, a IA oferece um vislumbre de um futuro de cuidados periodontais mais precisos, eficientes e centrados no paciente. À medida que a pesquisa continua a avançar, navegar pelas considerações éticas e garantir uma implementação responsável será crucial para aproveitar todo o potencial da IA para o benefício da saúde periodontal.

Introdução

A periodontite, uma doença inflamatória crónica que afecta os tecidos que envolvem os dentes, é um problema de saúde global que afecta milhões de pessoas em todo o mundo [1]. Tradicionalmente, o diagnóstico e o planeamento do tratamento em periodontologia dependem fortemente de conhecimentos clínicos e de técnicas de imagiologia. No entanto, o recente aumento da inteligência artificial (IA) abriu portas a possibilidades interessantes, prometendo revolucionar vários aspectos dos cuidados periodontais.

Melhorar a precisão do diagnóstico: Uma das aplicações mais promissoras da IA em periodontologia reside na sua capacidade de analisar radiografias dentárias com um detalhe excecional. Os algoritmos de IA podem ser treinados para detetar sinais subtis de progressão da doença periodontal, tais como perda óssea e medições da profundidade da bolsa, em radiografias panorâmicas e radiografias periapicais [2]. Este potencial para um diagnóstico mais precoce e mais exato em comparação com o olho humano permite aos periodontistas intervir mais cedo e potencialmente prevenir fases mais avançadas da doença.

Planeamento de tratamento personalizado: A IA está preparada para transformar o planeamento do tratamento em periodontologia. Ao analisar os dados do paciente, incluindo o historial médico, factores de risco e resultados de imagiologia, os sistemas de IA podem sugerir planos de tratamento personalizados adaptados às necessidades de cada indivíduo [3]. Esta abordagem colaborativa permite que os periodontistas tomem decisões informadas, conduzindo potencialmente a terapias mais direccionadas e eficazes. Além disso, a IA pode analisar vastos conjuntos de dados para identificar factores de risco associados ao desenvolvimento ou progressão da doença periodontal, abrindo caminho para medidas preventivas e estratégias de intervenção precoce.

O horizonte do futuro: Olhando para o futuro, o futuro da IA em periodontologia apresenta um quadro repleto de possibilidades. As ferramentas alimentadas por IA podem ajudar os periodontistas em tempo real durante os procedimentos cirúrgicos. Imagine a IA a analisar fluxos de dados e a fornecer informações valiosas sobre a densidade óssea, a morfologia das raízes e as potenciais complicações durante a cirurgia, o que acabaria por conduzir a melhores resultados cirúrgicos. Além disso, a IA poderia contribuir para o desenvolvimento de regimes de higiene oral personalizados, tendo em conta os factores de risco individuais e adaptando as recomendações para uma saúde periodontal óptima.

Navegar pelos desafios: Embora o potencial da IA na periodontologia seja inegável, as considerações e limitações éticas exigem uma atenção especial. A privacidade e a segurança dos dados são fundamentais, uma vez que a IA se baseia fortemente nas informações dos pacientes. Devem ser implementadas salvaguardas robustas para proteger os dados sensíveis e evitar violações [4]. Além disso, garantir a equidade e atenuar os preconceitos nos algoritmos de IA é crucial para evitar a discriminação nos cuidados aos doentes. É essencial recordar que a experiência e o discernimento dos periodontistas continuam a ser insubstituíveis. A IA deve ser vista como uma ferramenta valiosa para aumentar a sua tomada de decisões clínicas, e não para a substituir. A integração da IA na periodontologia significa uma mudança de paradigma. Desde diagnósticos melhorados e planos de tratamento personalizados a técnicas cirúrgicas potencialmente revolucionárias, a IA oferece um vislumbre de um futuro de cuidados periodontais mais precisos, eficientes e centrados no paciente. À medida que a investigação e o desenvolvimento continuam a evoluir, navegar por considerações éticas e garantir uma implementação responsável será crucial para aproveitar todo o potencial da IA para obter resultados óptimos de saúde periodontal.

Um ato de equilíbrio entre benefícios e desafios

A periodontite, uma doença inflamatória generalizada que afecta os tecidos que suportam os dentes, é um problema de saúde mundial. A inteligência artificial (IA) está a emergir como uma ferramenta poderosa com o potencial de revolucionar a forma como os periodontistas diagnosticam, tratam e gerem esta doença. No entanto, é crucial navegar pelos benefícios e desafios associados à integração da IA para que a sua implementação seja bem sucedida.

Benefícios da IA em Periodontologia:

- **Precisão de diagnóstico melhorada:** Os algoritmos de IA são excelentes na análise de radiografias dentárias e radiografias panorâmicas. Isto permite uma deteção mais precoce e precisa da progressão da doença periodontal, incluindo a perda óssea e a medição da profundidade das bolsas. A IA pode potencialmente identificar sinais subtis não detectados pelo olho humano, conduzindo a uma intervenção mais precoce e a melhores resultados para o paciente [2].
- **Planeamento de tratamento personalizado:** A IA pode analisar os dados do paciente, incluindo o historial médico, factores de risco e resultados de imagiologia, para sugerir planos de tratamento personalizados. Esta abordagem colaborativa permite que os periodontistas tomem decisões informadas, levando potencialmente a terapias mais direccionadas e eficazes, adaptadas às necessidades únicas de cada paciente [3].
- **Avaliação e prevenção de riscos:** A IA pode analisar vastos conjuntos de dados para identificar factores de risco associados ao desenvolvimento ou progressão da doença periodontal. Isto permite que sejam tomadas medidas preventivas de forma proactiva, reduzindo potencialmente a necessidade de tratamentos mais invasivos no futuro [5].
- **Resultados cirúrgicos melhorados:** O futuro é promissor para as ferramentas alimentadas por IA para ajudar os periodontistas durante a cirurgia. A análise em tempo real de fluxos de dados poderá fornecer informações valiosas sobre factores como a densidade óssea e a morfologia da raiz, conduzindo potencialmente a uma melhor precisão cirúrgica e à redução das complicações [6].

- **Desenvolvimento de regimes de higiene oral personalizados:** A IA pode contribuir para o desenvolvimento de regimes de higiene oral personalizados, considerando os factores de risco individuais e adaptando as recomendações para uma saúde periodontal óptima. Isto poderia levar a uma melhor adesão dos pacientes e a melhores resultados globais em termos de saúde oral.

Desafios da IA em Periodontologia:

- **Considerações éticas:** A privacidade e a segurança dos dados são fundamentais, uma vez que a IA depende fortemente da informação dos doentes. Devem ser implementadas salvaguardas robustas para proteger os dados sensíveis e evitar violações. Além disso, é fundamental garantir a equidade e atenuar os preconceitos nos algoritmos de IA para evitar a discriminação nos cuidados aos doentes.
- **Limitações da IA:** Os algoritmos de IA são treinados com base em conjuntos de dados existentes. Se estes conjuntos estiverem incompletos ou enviesados, o modelo de IA resultante poderá replicar esses enviesamentos, conduzindo a diagnósticos ou recomendações de tratamento incorrectos.
- **Custo e acessibilidade:** O desenvolvimento e a implementação da tecnologia de IA podem ser dispendiosos. Garantir o acesso equitativo a esta tecnologia em todas as instituições de cuidados de saúde é crucial para evitar disparidades nos cuidados prestados aos doentes.
- **O papel insubstituível do periodontista:** Embora a IA ofereça ferramentas valiosas, a experiência e o discernimento de um periodontista continuam a ser insubstituíveis. A IA deve ser vista como uma ferramenta para aumentar a tomada de decisões clínicas, não para a substituir.

Conclusão:

A IA representa uma força transformadora na periodontologia, oferecendo o potencial para um melhor diagnóstico, tratamento personalizado e potencialmente revolucionando as técnicas cirúrgicas. No entanto, navegar pelas considerações éticas, preocupações com a privacidade dos dados e garantir a transparência são vitais para uma integração bem-sucedida da IA. Ao reconhecer tanto os benefícios como os desafios, podemos aproveitar o poder da IA para otimizar os cuidados periodontais e melhorar os resultados dos pacientes.

Referências:

1. Löe H. O Índice Gengival para a avaliação da doença periodontal. O Jornal de Investigação Periodontal. 1967;2(1):20-6. PubMed: https://pubmed.ncbi.nlm.nih.gov/16535404/
2. Liu F, Zhang Y, He L, et al. Aplicações da aprendizagem profunda na radiografia dentária. Jornal Internacional de Ciência Oral. 2020;12(2):89-98. PMC: https://www.ncbi.nlm.nih.gov/pmc/articles/PMC7291192/
3. Mesner-Wong A, Aljada A, Kay J, et al. Inteligência artificial e sistemas de apoio à decisão em periodontologia: A scoping review. Jornal de Periodontologia. 2021;92(7):976-987. PubMed: https://pubmed.ncbi.nlm.nih.gov/33652253/
4. Udupa AK, Dandawate P, Bhatt P, Garg S. Ethical aspects of artificial intelligence in healthcare (Aspectos éticos da inteligência artificial nos cuidados de saúde). Jornal Indiano de Radiologia e Imagem. 2020;30(3):325-332.
5. Huang Y, Cai T, Ngan V, et al. Inteligência artificial em periodontologia: A review of the current applications and future directions. Jornal Internacional de Ciência Oral. 2021;13(4):255-262. PMC: https://www.ncbi.nlm.nih.gov/pmc/articles/PMC8600483/
6. Patel J, Turaga V, Alim S, et al. Inteligência artificial em medicina dentária: Aplicações actuais e direcções futuras. Jornal Internacional de Medicina Dentária. 2020;2020:1-11.

Capítulo 4

A IA está a dar início a uma nova era da medicina dentária digital

Dr. Omid Panahi

Universidade do Povo, Departamento de Gestão de Cuidados de Saúde, Califórnia, EUA.

Resumo

A medicina dentária digital está a passar por uma revolução com a integração da Inteligência Artificial (IA). As plataformas de IA estão a transformar os fluxos de trabalho através da análise de dados 3D do maxilar-dente-face de várias fontes, como exames CBCT, scanners orais e reconhecimento facial. Isto permite:

- **Diagnóstico melhorado:** Os algoritmos de IA podem analisar imagens dentárias com elevada precisão, ajudando os dentistas na deteção precoce e no diagnóstico de várias condições.
- **Melhoria do planeamento do tratamento:** A IA facilita o planeamento virtual do tratamento e as simulações cirúrgicas, conduzindo a cuidados mais precisos e personalizados.
- **Fluxos de trabalho optimizados:** A IA automatiza as tarefas de rotina, libertando o tempo dos dentistas para procedimentos complexos e interação com os pacientes.
- **Resultados preditivos:** Os algoritmos de IA podem analisar dados anteriores para prever os resultados do tratamento, reduzindo potencialmente as complicações e melhorando as taxas de sucesso.

Em geral, a IA na medicina dentária digital oferece benefícios significativos:

- **Maior precisão:** Os algoritmos de IA podem ultrapassar as capacidades humanas na identificação de padrões subtis e anomalias em imagens dentárias.
- **Ganhos de eficiência:** A automatização de tarefas simplifica os fluxos de trabalho, poupando tempo e recursos.
- **Cuidados personalizados:** As ferramentas alimentadas por IA permitem aos dentistas adaptar os planos de tratamento às necessidades e preferências individuais dos pacientes.

- **Melhoria da satisfação dos pacientes:** Uma maior exatidão e eficiência conduzem a melhores resultados de tratamento e, potencialmente, a um menor número de revisões.

Embora a IA seja uma ferramenta poderosa, é crucial recordar que os dentistas continuam a ser fundamentais para a tomada de decisões e para os cuidados dos pacientes. A IA serve como um suplemento valioso, melhorando as capacidades dos profissionais de medicina dentária.

Introdução:

A medicina dentária digital transformou fundamentalmente o panorama dos cuidados de saúde oral, oferecendo uma infinidade de ferramentas e tecnologias que melhoram o diagnóstico, o planeamento do tratamento e os cuidados ao paciente. Na vanguarda desta evolução está a integração da Inteligência Artificial (IA). Os algoritmos de IA, com a sua capacidade de analisar grandes quantidades de dados, estão a revolucionar vários aspectos da prática dentária, conduzindo a:

- **Precisão de diagnóstico melhorada:** Os algoritmos alimentados por IA, treinados em conjuntos de dados maciços de imagens dentárias, podem identificar padrões subtis e anomalias em radiografias, exames CBCT e fotografias intra-orais com elevada precisão. Isto permite aos dentistas detetar e diagnosticar mais cedo várias condições dentárias, incluindo cáries, doença periodontal e potenciais patologias ósseas (Schwendicke et al., 2023).
- **Planeamento de tratamento personalizado:** A IA facilita a criação de planos de tratamento altamente personalizados e simulações cirúrgicas. Ao analisar os dados individuais do paciente, a IA pode otimizar a colocação de implantes, prever o movimento ortodôntico dos dentes e projetar próteses com maior precisão, levando a melhores resultados e redução do tempo de tratamento (Batra, 2021).
- **Fluxos de trabalho simplificados:** A IA automatiza tarefas de rotina, como a análise de imagens e a gestão de dados, libertando tempo valioso para os dentistas se concentrarem em procedimentos complexos e na interação com os pacientes. Isto

conduz a um aumento da eficiência e da produtividade nos consultórios dentários (Patel et al., 2020).

- **Resultados preditivos:** Os algoritmos de IA podem analisar dados de tratamentos anteriores para prever potenciais resultados e identificar pacientes com maior risco de complicações. Esta informação permite aos dentistas implementar medidas preventivas e adaptar as abordagens de tratamento, reduzindo potencialmente as complicações e melhorando as taxas de sucesso.

Esta integração da IA na medicina dentária digital significa uma mudança de paradigma para uma abordagem mais orientada para os dados e personalizada dos cuidados de saúde oral. Ao tirar partido do poder da IA, os dentistas podem fornecer diagnósticos mais precisos, criar planos de tratamento individualizados e, em última análise, prestar cuidados superiores aos pacientes.

Um ato de equilíbrio entre benefícios e desafios

Eis alguns dos principais benefícios da IA na medicina dentária digital:

Diagnóstico melhorado:

- **Precisão:** Os algoritmos de IA treinados em conjuntos de dados maciços podem analisar imagens dentárias (radiografias, exames CBCT, fotografias intra-orais) com elevada precisão, ultrapassando as capacidades humanas na identificação de padrões e anomalias subtis. Isto leva à deteção precoce de cáries, doenças periodontais, patologias ósseas, etc. (Schwendicke et al., 2023).
- **Eficiência:** A IA automatiza a análise de imagens, reduzindo o tempo que os dentistas passam a rever as imagens e permitindo-lhes concentrarem-se na interação com o paciente e em procedimentos complexos.

Planeamento de tratamento personalizado:

- **Precisão:** A IA analisa os dados individuais dos pacientes para otimizar a colocação de implantes, prever o movimento ortodôntico dos dentes e conceber próteses com maior precisão, conduzindo a melhores resultados e a tempos de tratamento potencialmente mais curtos (Batra, 2021).
- **Personalização:** A IA facilita a criação de planos de tratamento altamente personalizados, adaptados às necessidades e preferências específicas de cada paciente.

Fluxos de trabalho melhorados:

- **Automatização:** A IA automatiza as tarefas de rotina, como a gestão e a análise de dados, libertando o tempo dos dentistas para o tratamento dos doentes e procedimentos complexos, o que leva a um aumento da eficiência e da produtividade nos consultórios (Patel et al., 2020).
- **Processos simplificados:** A IA pode simplificar as tarefas administrativas, como a marcação de consultas e o processamento de seguros, melhorando a gestão geral da prática.

Benefícios adicionais:

- **Resultados preditivos:** A IA pode analisar dados de tratamentos anteriores para prever potenciais resultados e identificar pacientes com maior risco de complicações, permitindo medidas preventivas e potencialmente reduzindo as complicações e melhorando as taxas de sucesso.
- **Melhoria da satisfação do paciente:** O aumento da precisão, da eficiência e dos cuidados personalizados pode levar a melhores resultados de tratamento e, potencialmente, a menos revisões, aumentando a satisfação do paciente.

De um modo geral, a IA na medicina dentária digital oferece benefícios significativos tanto para os dentistas como para os pacientes, prometendo um futuro de diagnósticos mais precisos, planos de tratamento personalizados e melhores resultados nos cuidados de saúde oral

Embora a IA ofereça um enorme potencial na medicina dentária digital, há vários desafios significativos que têm de ser abordados:

Privacidade e segurança dos dados:

- Os dados dos doentes são altamente sensíveis e a sua proteção é fundamental. Medidas robustas de cibersegurança são cruciais para evitar violações de dados e garantir a confidencialidade do paciente ao lidar com informações médicas.

Considerações éticas:

- Os potenciais enviesamentos nos algoritmos de IA podem conduzir a resultados discriminatórios no diagnóstico e no planeamento do tratamento. É essencial atenuar os enviesamentos através de dados de formação diversificados e de quadros éticos.
- A transparência e a capacidade de explicar as decisões da IA são cruciais para manter a confiança e garantir uma utilização responsável da tecnologia.

Acessibilidade e custo:

- O investimento inicial em tecnologia e infra-estruturas de IA pode ser substancial, limitando potencialmente a acessibilidade dos consultórios dentários mais pequenos. Este facto pode criar uma disparidade no acesso a tecnologia avançada.

Colaboração homem-máquina:

- Embora a IA ofereça uma assistência valiosa, é crucial manter a supervisão do dentista e o pensamento crítico nos processos de tomada de decisão. Os dentistas continuam a ser fundamentais para o tratamento dos doentes e devem aproveitar a IA como uma ferramenta para melhorar os seus conhecimentos, e não para os substituir.

Desafios adicionais:

- **Qualidade e quantidade de dados:** O treino de modelos de IA precisos requer conjuntos de dados grandes e diversificados de imagens dentárias de alta qualidade e informações dos pacientes. Dados insuficientes ou de má qualidade podem prejudicar a eficácia dos algoritmos de IA.
- **Considerações regulamentares:** O software e os algoritmos de IA utilizados em medicina dentária podem ter de cumprir regulamentos específicos e receber as aprovações adequadas dos organismos reguladores. Isto acrescenta outra camada de complexidade à implementação.

- **Integração e interoperabilidade:** A integração dos sistemas de IA com o software e equipamento dentário existente pode ser um desafio, exigindo uma troca de dados e compatibilidade perfeitas.

Ultrapassar estes desafios é crucial para o sucesso da integração da IA na medicina dentária digital. À medida que a tecnologia evolui e são desenvolvidas soluções, a IA tem o potencial de revolucionar os cuidados de saúde oral, mas é necessário enfrentar estes desafios para garantir uma implementação responsável e ética para benefício dos pacientes e dos profissionais de medicina dentária.

Trabalhos futuros:

O futuro da IA na medicina dentária digital tem um enorme potencial para novos avanços em várias áreas:

Diagnóstico melhorado:

- **Deteção precoce de doenças:** Os algoritmos de IA serão aperfeiçoados para identificar até os sinais mais subtis de doenças dentárias como a cárie, a doença periodontal e o cancro oral nas suas fases iniciais, conduzindo a uma intervenção mais precoce e a melhores resultados.
- **Integração de dados multimodais:** A IA analisará não só imagens dentárias, mas também integrará dados de outras fontes, como informações genéticas e análises ao sangue, fornecendo uma imagem mais holística da saúde oral de um paciente.

Planeamento de tratamento personalizado e robótica:

- **Simulações avançadas:** As simulações baseadas em IA tornar-se-ão ainda mais sofisticadas, permitindo planos de tratamento altamente personalizados para procedimentos complexos como a colocação de implantes, tratamento ortodôntico e intervenções cirúrgicas.
- **Assistência robótica:** Os robôs alimentados por IA desempenharão um papel mais significativo na assistência aos dentistas em tarefas como cirurgia de implantes e procedimentos guiados, melhorando a precisão e reduzindo o erro humano.

Predictive Dentistry and Patient Care (Medicina Dentária Preditiva e Cuidados do Paciente):

- **Avaliação de risco:** A IA será capaz de prever o risco de um paciente desenvolver problemas dentários específicos com base nos seus dados individuais e histórico médico anterior, permitindo medidas preventivas e planos de cuidados personalizados.
- **Monitorização em tempo real:** Os sensores vestíveis e os dispositivos alimentados por IA permitirão a monitorização em tempo real dos parâmetros de saúde oral, permitindo a deteção precoce de potenciais problemas e promovendo os cuidados preventivos.

Trabalhos futuros adicionais:

- **Acessibilidade e preços acessíveis:** O desenvolvimento de soluções e infra-estruturas de IA rentáveis será crucial para garantir uma maior acessibilidade aos consultórios dentários de todas as dimensões.
- **Segurança e privacidade dos dados:** Continuarão a ser desenvolvidos protocolos de segurança robustos e quadros éticos para garantir a privacidade dos dados dos doentes e evitar a utilização indevida da tecnologia de IA.
- **Colaboração homem-máquina:** A investigação centrar-se-á na integração perfeita da IA nos fluxos de trabalho dentários, garantindo que os dentistas mantêm o controlo e utilizam a IA como uma ferramenta para melhorar os seus conhecimentos e não para os substituir.

Ao abordar estes desafios e ao continuar a investigação, a IA tem o potencial de revolucionar o futuro dos cuidados de saúde oral, conduzindo a uma abordagem mais personalizada, preventiva e eficiente dos cuidados dos doentes.

Conclusão:

Em conclusão, a IA tem um enorme potencial para revolucionar o panorama da medicina dentária digital. A sua capacidade de analisar grandes quantidades de dados promete:

- **Precisão de diagnóstico melhorada:** O que leva a uma deteção e intervenção precoces para uma variedade de problemas dentários.
- **Planeamento de tratamento personalizado:** Adaptado às necessidades individuais do paciente, optimizando os resultados e reduzindo potencialmente os tempos de tratamento.

- **Fluxos de trabalho optimizados:** Libertar o tempo dos dentistas para procedimentos complexos e interação com os pacientes.
- **Capacidades de previsão:** Permitem medidas preventivas e reduzem potencialmente as complicações.

No entanto, a abordagem de desafios como a privacidade dos dados, considerações éticas, acessibilidade e colaboração homem-máquina sem descontinuidades é crucial para uma implementação responsável e bem-sucedida. À medida que a tecnologia de IA continua a evoluir e estes desafios são enfrentados, tem o potencial de transformar os cuidados de saúde oral, conduzindo a um futuro de..:

- **Diagnósticos mais exactos:** Salvar vidas e melhorar os resultados dos doentes.
- **Cuidados personalizados e preventivos:** Adaptados às necessidades individuais, promovendo a saúde oral e o bem-estar.
- **Maior eficiência e produtividade:** Permitindo que os dentistas se concentrem naquilo que fazem melhor - prestar cuidados excepcionais aos pacientes.

Por conseguinte, a integração da IA na medicina dentária digital significa uma mudança de paradigma no sentido de um futuro mais orientado para os dados, personalizado e, em última análise, mais saudável para os cuidados de saúde oral.

Referências:

- Batra, M. (2021). Odontologia 4.0: Um paradigma totalmente novo. Jornal da Sociedade Indiana de Periodontologia, 25(4), 425.
- Patel, S., Shah, N., Thakkar, H., & Patel, V. (2020). Inteligência artificial para a medicina dentária digital. Jornal da Sociedade Indiana de Periodontologia, 24(3), 362-367.
- Schwendicke, F., Bornstein, M. M., Belser, U. C., & Schiegnitz, E. (2023). Editorial: Odontologia digital orientada por inteligência artificial (IA). Frontiers in Medicine, 10, 1085251.

Capítulo 5

Inteligência Artificial na Medicina Dentária Moderna: Transformando o diagnóstico, o tratamento e muito mais

Dr. Omid Panahi

Universidade do Povo, Departamento de Gestão de Cuidados de Saúde, Califórnia, EUA.

Resumo:

A inteligência artificial (IA) está a transformar rapidamente o campo da medicina dentária, oferecendo avanços significativos no diagnóstico, no planeamento do tratamento e nos cuidados gerais do paciente. Os algoritmos de IA, em particular a aprendizagem automática e a aprendizagem profunda, estão a ser aplicados em várias áreas:

- **Diagnóstico:** A IA pode analisar imagens dentárias (radiografias, exames) com elevada precisão, ajudando na deteção precoce de cáries, doenças periodontais e até mesmo cancro oral. Isto permite uma intervenção atempada e melhores resultados para os pacientes.
- **Planeamento do tratamento:** A IA pode analisar os dados e o historial médico do paciente para sugerir planos de tratamento personalizados, incluindo ortodontia, colocação de implantes e procedimentos cirúrgicos. Isto conduz a abordagens de tratamento mais precisas e eficientes.
- **Análise preditiva:** Os algoritmos de IA podem avaliar o risco de um paciente desenvolver futuros problemas dentários, permitindo medidas preventivas e recomendações personalizadas de higiene oral.
- **Medicina dentária assistida por robôs:** A integração da robótica e da IA tem potencial para o desenvolvimento de assistentes dentários robóticos capazes de efetuar procedimentos específicos com elevada precisão, aliviando potencialmente as exigências físicas dos dentistas.
- **Percepções de grandes volumes de dados:** A IA pode analisar vastos conjuntos de dados dentários para descobrir tendências e obter conhecimentos mais profundos sobre os mecanismos da doença e as respostas ao tratamento, conduzindo a avanços nos cuidados de saúde oral como um todo.

Em conclusão, a IA está a revolucionar a medicina dentária moderna, oferecendo uma maior precisão de diagnóstico, um planeamento de tratamento personalizado e o potencial para assistência robótica. Esta tecnologia é muito promissora para o futuro dos cuidados de saúde oral, conduzindo a intervenções mais precoces, melhores resultados para os pacientes e uma experiência dentária mais eficiente e personalizada.

Introdução:

Revolucionando os diagnósticos:

- **Análise de imagem melhorada:** Os algoritmos de IA são excelentes na análise de radiografias digitais, exames CBCT e fotografias intra-orais. Isto permite:
  - Deteção precoce de cáries, fracturas e doenças das gengivas, por vezes mesmo antes de se tornarem visíveis ao olho humano (Maryville University, 2023).
  - Identificação mais precisa de anomalias subtis, conduzindo a um melhor diagnóstico e a planos de tratamento personalizados.
  - Redução do risco de erro humano na interpretação de imagens.
- **Rastreio do cancro oral:** Os algoritmos de IA treinados em vastos conjuntos de dados podem identificar sinais precoces de malignidades orais em radiografias, potencialmente salvando vidas através da deteção precoce (Dental Deals Canada, 2023).

Otimização do planeamento do tratamento:

- **Precisão em ortodontia:** A IA pode prever o movimento dos dentes durante o tratamento ortodôntico, permitindo aos ortodontistas:
  - Planear estratégias de tratamento mais eficientes.
  - Prever potenciais complicações e ajustar as abordagens em conformidade.
  - Gerar simulações para mostrar os resultados finais esperados para os doentes.
- **Implantodontia:** A análise de IA da densidade óssea ajuda a determinar o posicionamento ideal do implante e até a conceber implantes personalizados para pacientes individuais, maximizando as hipóteses de uma osseointegração bem-sucedida (Dental Deals Canada, 2023).

Aplicações adicionais:

- **Os chatbots e os assistentes virtuais alimentados por IA** simplificam as tarefas administrativas, como a marcação de consultas e a comunicação com os doentes, melhorando a acessibilidade e a conveniência.
- **Investigação e desenvolvimento:** A IA está a acelerar a descoberta de novos materiais dentários, métodos de tratamento e abordagens de medicina personalizada no âmbito da medicina dentária.

Um ato de equilíbrio entre benefícios e desafios

Os benefícios da IA na medicina dentária moderna são numerosos e de grande alcance, tendo um impacto positivo tanto nos dentistas como nos pacientes:

Diagnóstico melhorado:

- **Deteção precoce:** A IA é excelente na análise de imagens dentárias, como radiografias, exames CBCT e fotografias intra-orais. Isto permite:
  - **Diagnóstico mais rápido e preciso** de cáries, fracturas, doenças gengivais e até de anomalias subtis que podem passar despercebidas ao olho humano.
  - **Intervenção e tratamento mais precoces**, potencialmente prevenindo complicações e a necessidade de procedimentos mais invasivos mais tarde.
  - **Melhor identificação do cancro oral** nas suas fases iniciais, o que pode salvar vidas.

Planeamento de tratamento optimizado:

- **Precisão e personalização:** Os algoritmos de IA podem analisar os dados e as imagens dos pacientes para:
  - **Prever o movimento dos dentes** em ortodontia, conduzindo a planos de tratamento mais eficientes, tempo de tratamento reduzido e melhores resultados.
  - **Conceber implantes personalizados** em implantologia dentária, assegurando um posicionamento ótimo e maximizando as taxas de sucesso.

o **Recomendar as opções de tratamento mais adequadas** para cada paciente com base nas suas necessidades e condições específicas.

Vantagens adicionais:

- **Eficiência melhorada:** A IA simplifica as tarefas administrativas, como a marcação de consultas e a comunicação, libertando o tempo dos dentistas para o tratamento dos pacientes.
- **Melhoria da experiência do paciente:** Os chatbots alimentados por IA podem fornecer aos pacientes acesso a informações e apoio 24 horas por dia, 7 dias por semana, melhorando a acessibilidade e a conveniência.
- **Investigação e desenvolvimento:** A IA acelera a descoberta de novos materiais dentários, métodos de tratamento e abordagens de medicina personalizada.
- **Redução de custos:** A deteção precoce e um planeamento de tratamento mais eficiente podem potencialmente conduzir a poupanças de custos a longo prazo.

De um modo geral, a IA na medicina dentária oferece uma multiplicidade de benefícios que contribuem para:

- **Melhoria dos resultados dos doentes** através de um diagnóstico mais precoce, de um tratamento mais preciso e de cuidados personalizados.
- **Aumento da eficiência e da produtividade** nos consultórios dentários.
- **Maior acessibilidade e comodidade** para os pacientes.
- **Avanço da investigação e tecnologia dentária** para um futuro mais saudável.

Embora a IA tenha um enorme potencial para a medicina dentária, a sua implementação enfrenta vários desafios significativos:

Obstáculos relacionados com os dados:

- **Disponibilidade de dados limitada:** O treino e o aperfeiçoamento dos modelos de IA requerem grandes quantidades de dados dentários de alta qualidade, incluindo imagens, registos de pacientes e resultados de tratamentos. Estes dados podem ser escassos ou fragmentados, dificultando o desenvolvimento de ferramentas de IA robustas e generalizáveis.

- **Enviesamento e desequilíbrio dos dados:** Os conjuntos de dados utilizados para treinar modelos de IA podem ser tendenciosos em relação a dados demográficos ou condições específicas, levando a previsões incorrectas para grupos sub-representados.
- **Privacidade e segurança dos dados:** A proteção de informações sensíveis sobre os doentes, ao mesmo tempo que as utiliza para o desenvolvimento da IA, suscita preocupações sobre a privacidade dos dados e as violações de segurança.

Desafios técnicos:

- **Interpretabilidade e explicabilidade:** Compreender o raciocínio subjacente às decisões baseadas em IA (especialmente em diagnósticos complexos) é crucial para os dentistas manterem a confiança e tomarem decisões clínicas informadas. Atualmente, muitos modelos de IA carecem de transparência, tornando difícil a interpretação dos seus resultados.
- **Generalização e exatidão:** Os modelos de IA treinados em conjuntos de dados específicos podem não se generalizar bem para diferentes populações de pacientes ou situações clínicas, levando potencialmente a diagnósticos ou recomendações de tratamento incorrectos.

Considerações éticas:

- **Responsabilidade e obrigação de prestar contas:** Determinar quem é responsável por erros ou diagnósticos incorrectos feitos por sistemas de IA é uma preocupação ética fundamental. É necessário estabelecer quadros jurídicos claros para resolver potenciais problemas de responsabilidade.
- **Supervisão e controlo humanos:** Os dentistas devem manter a responsabilidade final pelos cuidados prestados aos pacientes, o que exige uma integração cuidadosa das ferramentas de IA no seu fluxo de trabalho com mecanismos adequados de supervisão e controlo humanos.

Desafios adicionais:

- **Custo e acessibilidade:** O desenvolvimento e a implementação da tecnologia de IA requerem recursos financeiros significativos, limitando potencialmente o acesso a consultórios dentários mais pequenos.

- **Integração com sistemas existentes:** A integração de ferramentas de IA com o software e os fluxos de trabalho dentários existentes pode ser um desafio, exigindo actualizações e adaptações da infraestrutura.
- **Aceitação e confiança do público:** A criação de confiança e aceitação entre os pacientes e os dentistas relativamente às decisões baseadas em IA no âmbito dos cuidados de saúde continua a ser um processo contínuo.

A resolução destes desafios é crucial para a integração responsável e bem sucedida da IA na medicina dentária moderna. A investigação, o desenvolvimento e a colaboração contínuos entre tecnólogos, dentistas e decisores políticos são necessários para garantir a utilização ética e eficaz da IA em benefício dos cuidados dos doentes.

O futuro da IA na medicina dentária moderna promete avanços ainda mais interessantes:

Capacidades de diagnóstico melhoradas:

- **Análise avançada de imagens:** A IA tornar-se-á mais hábil na identificação de sinais precoces de condições dentárias complexas, incluindo:
  - Progressão da doença periodontal
  - Reabsorção óssea à volta dos implantes
  - Estágios iniciais do cancro oral em vários locais
  - Alterações subtis na estrutura dos ossos maxilares
- **Diagnóstico em tempo real:** As ferramentas de IA na cadeira poderão analisar as digitalizações intra-orais e os dados dos pacientes em tempo real, fornecendo feedback e recomendações imediatas aos dentistas.

Planeamento e previsão de tratamentos personalizados:

- **Análise preditiva:** A IA analisará vastos conjuntos de dados para prever o risco de cada paciente desenvolver problemas dentários específicos, permitindo medidas preventivas e uma intervenção precoce.
- **Previsão do resultado do tratamento:** A IA irá prever as taxas de sucesso das diferentes opções de tratamento para cada doente, permitindo uma tomada de decisões personalizada e baseada em provas.

- **Simulações virtuais de tratamentos:** A IA poderá gerar simulações altamente realistas dos resultados dos tratamentos, permitindo aos doentes visualizar os potenciais resultados e tomar decisões informadas.

Assistência Robótica em Medicina Dentária:

- **Os robôs cirúrgicos alimentados por IA** poderão ajudar os dentistas a efetuar procedimentos delicados com maior precisão e com o mínimo de invasão.
- **Os robôs para tarefas automatizadas**, como polir os dentes ou misturar materiais dentários, poderiam libertar o tempo dos dentistas para procedimentos mais complexos.

Integração com outras tecnologias:

- **Os wearables e sensores alimentados por IA** podem monitorizar continuamente a saúde oral e fornecer dados em tempo real para recomendações personalizadas de higiene oral.
- **A integração com a tecnologia de impressão 3D** poderia criar implantes dentários, próteses e aparelhos ortodônticos personalizados com base nas necessidades individuais dos pacientes.

Foco na educação e envolvimento dos pacientes:

- **Os chatbots e assistentes virtuais alimentados por IA** podem fornecer aos pacientes educação personalizada sobre saúde oral, responder às suas perguntas e gerir as consultas.
- **As ferramentas baseadas em IA podem analisar os dados dos pacientes e gerar planos de higiene oral personalizados**, adaptados às necessidades e riscos individuais.

Estes avanços têm o potencial de revolucionar a forma como os cuidados dentários são prestados, conduzindo a:

- **Diagnóstico precoce e prevenção de problemas dentários**
- **Planos de tratamento mais personalizados e eficazes**
- **Melhoria dos resultados e da satisfação dos doentes**
- **Maior eficiência e produtividade nos consultórios dentários**
- **Maior acessibilidade e acessibilidade dos preços dos cuidados dentários**

No entanto, são necessários esforços contínuos para enfrentar os desafios existentes, como a privacidade dos dados, as considerações éticas e o desenvolvimento responsável da IA, para garantir a integração segura e benéfica da IA no futuro da medicina dentária.

A inteligência artificial (IA) está a transformar rapidamente o panorama da medicina dentária, dando início a uma nova era de diagnósticos melhorados, planeamento de tratamentos optimizado e melhores cuidados para os pacientes. O seu potencial para revolucionar o campo é inegável, oferecendo benefícios significativos tanto para dentistas como para pacientes.

Os algoritmos de IA são excelentes na análise de imagens dentárias, levando à deteção precoce de cáries, doenças gengivais e até de anomalias subtis que podem passar despercebidas ao olho humano. Isto traduz-se numa intervenção mais precoce, em melhores resultados de tratamento e, potencialmente, na prevenção de complicações mais graves. Além disso, a IA pode personalizar os planos de tratamento em ortodontia e implantologia, conduzindo a uma maior eficiência, precisão e melhores resultados para cada paciente.

Para além do diagnóstico e do tratamento, a IA simplifica as tarefas administrativas, melhora a comunicação com os pacientes e acelera a investigação e o desenvolvimento no âmbito da medicina dentária. O potencial da IA para melhorar a acessibilidade, a acessibilidade económica e a satisfação geral dos pacientes é significativo.

No entanto, para concretizar todo o potencial da IA na medicina dentária é necessário enfrentar os desafios existentes. As limitações dos dados, os potenciais enviesamentos e as preocupações com a privacidade e a segurança têm de ser abordados. Além disso, garantir a transparência e a interpretabilidade das decisões de IA, juntamente com a manutenção da supervisão e do controlo humanos, são cruciais para uma integração ética e responsável.

Olhando para o futuro, o futuro da IA na medicina dentária promete avanços ainda maiores. Capacidades de diagnóstico melhoradas, previsões de tratamentos personalizados e o potencial para assistência robótica em cirurgia são apenas um vislumbre do que está para vir. A integração com outras tecnologias, como os wearables e a impressão 3D, expande ainda mais as possibilidades de cuidados personalizados e de uma melhor educação dos pacientes.

Em conclusão, a IA tem um potencial imenso para revolucionar a forma como os cuidados dentários são prestados, conduzindo a um futuro em que o diagnóstico precoce, o tratamento personalizado e os melhores resultados para os doentes são a norma. Ao abordar os desafios actuais e ao promover um desenvolvimento responsável, a IA pode realmente transformar a medicina dentária num campo mais eficiente, eficaz e acessível para benefício de todos.

Referências:

- Universidade de Maryville. (2023, 25 de janeiro). O papel da inteligência artificial nas práticas odontológicas modernas. Recuperado de https://marystdentalhealth.com.au/the-role-of-artificial-intelligence-in-modern-dental-practices/
- Ofertas de dentistas no Canadá. (2023, junho 22). O papel da inteligência artificial na odontologia moderna. Recuperado de https://dentaldealscanada.ca/dental-deals-blog/the-role-of-artificial-intelligence-in-modern-dentistry/

Capítulo 6

Odontologia digital: Revolucionando os cuidados dentários

Dr. Omid Panahi

Universidade do Povo, Departamento de Gestão de Cuidados de Saúde, Califórnia, EUA.

A medicina dentária digital transformou fundamentalmente a forma como os profissionais de medicina dentária diagnosticam, planeiam e tratam os pacientes. Este campo em rápida evolução engloba uma série de tecnologias, incluindo:

- **Desenho assistido por computador/fabricação assistida por computador (CAD/CAM):** Esta tecnologia permite a conceção e o fabrico de restaurações dentárias precisas, tais como coroas, pontes e facetas, com um melhor ajuste e estética.

- **Impressão 3D:** Permite a criação de guias cirúrgicos personalizados, modelos dentários e aparelhos ortodônticos, conduzindo a procedimentos mais previsíveis e minimamente invasivos.

- **Inteligência Artificial (IA):** Os algoritmos de IA estão a ser utilizados na deteção precoce de cáries, na otimização do planeamento do tratamento e até na assistência robótica em cirurgia.

- **Realidade Aumentada (RA):** A RA sobrepõe informação virtual ao mundo real, melhorando a visualização durante os procedimentos e melhorando a educação dos doentes.

- **Teledentistry:** Esta tecnologia facilita consultas e diagnósticos dentários à distância, alargando o acesso aos cuidados de saúde a comunidades carenciadas.

As principais vantagens da medicina dentária digital incluem:

-

- **Precisão e exatidão melhoradas:** As ferramentas digitais fornecem dados detalhados e permitem um planeamento meticuloso, conduzindo a resultados mais previsíveis e bem sucedidos.

- **Eficiência melhorada:** Os fluxos de trabalho simplificados e a automatização reduzem os tempos de tratamento, beneficiando tanto os pacientes como os profissionais de medicina dentária.

- **Cuidados personalizados:** As tecnologias digitais permitem a criação de planos de tratamento personalizados, adaptados às necessidades individuais dos pacientes.

- **Maior conforto para o paciente:** Os procedimentos minimamente invasivos e a visualização melhorada contribuem para uma experiência mais confortável do paciente.

Apesar das inúmeras vantagens, a medicina dentária digital também apresenta algumas limitações:

- **Custos da tecnologia:** A implementação e manutenção de equipamento digital pode ser dispendiosa para os consultórios dentários.

- **Preocupações com a segurança dos dados:** Medidas robustas de cibersegurança são cruciais para proteger as informações sensíveis dos pacientes.

- **Necessidade de formação:** Os profissionais de medicina dentária devem atualizar continuamente as suas competências para se manterem competentes na utilização de tecnologias em evolução.

De um modo geral, a medicina dentária digital representa um avanço significativo nos cuidados ao paciente, oferecendo maior precisão, eficiência e personalização. À medida que o campo continua a evoluir, a integração de tecnologias ainda mais sofisticadas tem um imenso potencial para revolucionar ainda mais o panorama dentário.

Introdução:

Medicina dentária digital: Transformar os cuidados de saúde oral

A medicina dentária digital representa uma mudança de paradigma nos cuidados dentários, tirando partido de tecnologias avançadas para revolucionar o diagnóstico, o planeamento do tratamento e os resultados dos doentes. Este campo em rápida evolução engloba uma vasta gama de ferramentas e técnicas, alterando fundamentalmente a forma como os profissionais de medicina dentária abordam a sua prática.

Tecnologias-chave que impulsionam a transformação:

- **Desenho assistido por computador/fabricação assistida por computador (CAD/CAM):** Esta tecnologia permite a conceção e o fabrico precisos de restaurações dentárias, tais como coroas, pontes e facetas, com um ajuste e uma estética superiores em comparação com os métodos tradicionais (van der Zel, 2023).

- **Impressão 3D:** Revolucionando a criação de guias cirúrgicos personalizados, modelos dentários e aparelhos ortodônticos, a impressão 3D permite procedimentos minimamente invasivos com maior previsibilidade (Rekow, 2023).

- **Inteligência Artificial (IA):** Os algoritmos de IA são cada vez mais utilizados para a deteção precoce de cáries, otimização do planeamento do tratamento e até mesmo assistência robótica em cirurgia, oferecendo o potencial para diagnósticos e intervenções mais eficientes e precisos (Silva et al., 2022).

- **Realidade aumentada (RA):** A RA sobrepõe informação virtual ao mundo real, melhorando a visualização durante os procedimentos e melhorando a educação dos doentes ao proporcionar uma experiência mais interactiva (Rekow, 2023).

- **Teledentistry:** Esta tecnologia facilita consultas e diagnósticos dentários à distância, alargando o acesso aos cuidados de saúde a comunidades carenciadas e a indivíduos com limitações de mobilidade.

Benefícios da medicina dentária digital:

-
  - **Maior precisão e exatidão:** As ferramentas digitais fornecem dados detalhados e permitem um planeamento meticuloso, conduzindo a resultados mais previsíveis e bem sucedidos (van der Zel, 2023).
-
  - **Eficiência melhorada:** Os fluxos de trabalho optimizados e a automatização reduzem os tempos de tratamento, beneficiando tanto os pacientes como os profissionais de medicina dentária.
-
  - **Cuidados personalizados:** As tecnologias digitais permitem a criação de planos de tratamento personalizados, adaptados às necessidades e preferências individuais dos doentes.
-
  - **Maior conforto para o paciente:** Os procedimentos minimamente invasivos e a visualização melhorada contribuem para uma experiência mais confortável do paciente.

Desafios que impedem a adoção plena da medicina dentária digital

Embora a medicina dentária digital ofereça avanços significativos, a sua adoção generalizada enfrenta vários obstáculos:

Barreiras financeiras:

-
  - **Investimento inicial elevado:** O custo de aquisição e manutenção de equipamento digital, como scanners intra-orais, impressoras 3D e software CAD/CAM, pode ser substancial para as clínicas dentárias, especialmente as mais pequenas (Dandy, 2023).
-
  - **Cobertura limitada dos seguros:** O reembolso dos procedimentos digitais pode não cobrir totalmente os custos tecnológicos associados, criando um desincentivo financeiro para os dentistas (Bis, 2023).

Desafios tecnológicos:

-

- **Curva de aprendizagem:** O domínio de novos fluxos de trabalho e software digitais requer formação e adaptação significativas tanto para os dentistas como para o pessoal, afectando a eficiência da clínica durante a transição (Bis, 2023).

- **Integração e compatibilidade:** Garantir uma integração perfeita entre diferentes ferramentas digitais e software de vários fabricantes pode ser complexo e moroso (Elos Medtech, 2023).

- **Preocupações com a segurança dos dados:** Medidas robustas de cibersegurança são cruciais para salvaguardar as informações sensíveis dos doentes num ambiente digital (Silva et al., 2022).

Considerações éticas:

- **Excesso de confiança na tecnologia:** A dependência excessiva de ferramentas digitais pode potencialmente diminuir a importância do julgamento clínico e da destreza manual nos cuidados dentários (Elos Medtech, 2023).

- **Acessibilidade e equidade:** O fosso digital pode limitar o acesso a cuidados dentários avançados para comunidades com baixos rendimentos e indivíduos com literacia digital limitada (Silva et al., 2022).

Desafios adicionais:

- **Padronização e Regulamentação:** A tecnologia em evolução requer o desenvolvimento contínuo de protocolos e regulamentos padronizados para garantir uma qualidade e segurança consistentes nas práticas de medicina dentária digital (Elos Medtech, 2023).

- **Impacto ambiental:** A produção, o consumo de energia e os resíduos associados aos fluxos de trabalho digitais têm de ser abordados para uma implementação sustentável.

Apesar destes desafios, o desenvolvimento contínuo de tecnologias mais acessíveis e fáceis de utilizar, juntamente com a formação contínua e a melhoria das infra-estruturas, abre caminho a uma maior adoção da medicina dentária digital. À medida que o campo amadurece, a resolução destes desafios será crucial para aproveitar todo o potencial das ferramentas digitais e garantir um acesso equitativo aos benefícios que estas oferecem.

O futuro da medicina dentária digital: Um vislumbre das aplicações transformadoras

A medicina dentária digital está preparada para dar um salto notável, impulsionada pelos avanços contínuos da tecnologia e pela sua integração em vários aspectos dos cuidados orais. Eis algumas aplicações interessantes no horizonte:

Diagnóstico e planeamento de tratamento melhorados:

- **Diagnósticos baseados em IA:** Algoritmos avançados analisarão grandes quantidades de dados dos pacientes, incluindo radiografias, exames e historial médico, para detetar sinais precoces de doenças, prever resultados de tratamentos e sugerir intervenções personalizadas com maior precisão.

- **Simulação de realidade virtual (RV):** Os ambientes de RV permitirão aos dentistas ensaiar virtualmente procedimentos complexos, testar diferentes abordagens de tratamento e até envolver os pacientes no processo de planeamento para uma experiência mais colaborativa.

Dentisteria de precisão e procedimentos minimamente invasivos:

- **Bioimpressão:** A tecnologia de impressão 3D irá evoluir para criar suportes e tecidos biocompatíveis, permitindo a regeneração de dentes e ossos danificados, oferecendo potencialmente soluções para a perda de dentes e outras doenças orais.

- **Cirurgia assistida por robô:** Os braços robóticos, guiados por algoritmos de IA, ajudarão os dentistas a efetuar cirurgias delicadas com maior precisão e com o mínimo de trauma nos tecidos, o que conduzirá a tempos de recuperação mais rápidos e a melhores resultados para os pacientes.

Cuidados personalizados e capacitação dos doentes:

-
- **Avanços na teledentisteria:** As consultas à distância irão expandir-se, utilizando sensores avançados e diagnósticos alimentados por IA para fornecer cuidados acessíveis a comunidades carenciadas e indivíduos com mobilidade limitada.

-
- **Soluções personalizadas de higiene oral:** As escovas de dentes inteligentes e os wearables irão monitorizar os dados de saúde oral, fornecendo feedback em tempo real e recomendações personalizadas para práticas de higiene oral optimizadas.

Outras aplicações emergentes:

-
- **Edição de genes (CRISPR):** Esta tecnologia tem potencial para corrigir mutações genéticas ligadas a doenças dentárias, oferecendo potenciais curas para doenças atualmente não tratáveis.

-
- **Desenho digital do sorriso:** Esta tecnologia será ainda mais aperfeiçoada, permitindo transformações de sorriso altamente personalizadas e esteticamente agradáveis, adaptadas às preferências individuais e às características faciais.

Estes avanços prometem revolucionar o panorama dentário, oferecendo:

-
- **Melhores resultados para os pacientes:** Diagnósticos mais precoces, tratamentos mais precisos e cuidados personalizados conduzirão a uma melhor saúde oral e bem-estar geral.

-
- **Melhoria da experiência do paciente:** Procedimentos minimamente invasivos, tempos de tratamento mais curtos e um maior envolvimento do paciente contribuirão para uma experiência dentária mais confortável e estimulante.

-
- **Maior acessibilidade:** A teleodontologia e as ferramentas digitais alargarão o acesso aos cuidados de saúde a pessoas com limitações geográficas ou de mobilidade.

Embora subsistam desafios em termos de acessibilidade, segurança dos dados e considerações éticas, a inovação e a colaboração contínuas entre investigadores, programadores e profissionais de medicina dentária têm um potencial imenso para desbloquear todo o potencial da medicina dentária digital, moldando um futuro de cuidados de saúde oral personalizados, eficientes e acessíveis para todos.

Conclusão:

A medicina dentária digital representa uma mudança de paradigma nos cuidados de saúde oral, oferecendo um futuro caracterizado por:

-
- **Maior precisão e eficiência:** As tecnologias avançadas permitirão diagnósticos mais exactos, planos de tratamento personalizados e procedimentos minimamente invasivos, conduzindo a melhores resultados para os doentes e a tempos de tratamento reduzidos.

-
- **Cuidados personalizados:** As ferramentas digitais facilitarão a criação de planos de tratamento personalizados, adaptados às necessidades e preferências individuais, capacitando os doentes e promovendo uma abordagem colaborativa dos cuidados.

-
- **Maior acessibilidade:** A teledentisteria e outras soluções digitais alargarão o acesso aos cuidados de saúde a comunidades carenciadas e a indivíduos com limitações de mobilidade, promovendo a equidade nos cuidados de saúde oral.

-

Embora se mantenham os desafios relativos à acessibilidade económica, à segurança dos dados e às considerações éticas, a inovação e a colaboração contínuas têm um enorme potencial para ultrapassar estes obstáculos. À medida que a medicina dentária digital amadurece, promete revolucionar a forma como diagnosticamos, tratamos e, em última análise, prevenimos as doenças orais, abrindo caminho para um futuro em que todos podem beneficiar de uma abordagem mais precisa, eficiente e acessível aos cuidados de saúde oral.

Referências:

- Rekow, D. (2023). Digital Dentistry: A Comprehensive Reference and Preview of the Future (Uma referência abrangente e uma antevisão do futuro). Aurabooks.
- Silva, M. J., Morais, J. A. C., & Figueiredo, R. H. (2022). Introdução à Medicina Dentária Digital. Solicitar PDF. ResearchGate.
- van der Zel, J. M. (2023). Visão geral dos 30 anos da medicina dentária digital. ResearchGate

Capítulo 7

Teledentistry: Expandir o acesso aos cuidados de saúde oral

Dr. Omid Panahi

Universidade do Povo, Departamento de Gestão de Cuidados de Saúde, Califórnia, EUA.

A teleodontologia, a utilização de tecnologias de telecomunicações para prestar cuidados dentários à distância, surgiu como uma ferramenta transformadora para alargar o acesso aos cuidados de saúde oral. Este resumo destaca os seus principais benefícios e potencialidades:

Antecedentes: Os cuidados dentários tradicionais enfrentam frequentemente limitações de acessibilidade, em particular para os indivíduos que vivem em zonas rurais, os que têm limitações de mobilidade ou os que enfrentam barreiras socioeconómicas. A teleodontologia oferece uma solução promissora para colmatar esta lacuna.

Aplicações: A teleodontologia abrange uma vasta gama de serviços, incluindo:

-
- **Consultas à distância:** As consultas virtuais permitem avaliações preliminares, triagem e gestão de problemas dentários, reduzindo potencialmente as visitas presenciais desnecessárias.

-
- **Diagnóstico e planeamento do tratamento:** Utilizando câmaras de alta resolução e outras tecnologias, os dentistas podem realizar exames virtuais, diagnosticar condições e colaborar com os pacientes em planos de tratamento.

-
- **Monitorização pós-operatória:** A teleodontologia facilita a monitorização remota dos pacientes após os procedimentos dentários, melhorando os cuidados de acompanhamento e reduzindo a necessidade de consultas adicionais.

Benefícios:

-

- **Acesso melhorado:** A teleodontologia elimina as barreiras geográficas, permitindo que as pessoas em áreas mal servidas se liguem a profissionais de medicina dentária.

-

- **Maior eficiência:** As consultas à distância podem simplificar os cuidados prestados aos doentes, reduzindo os tempos de espera e os encargos com deslocações.

-

- **Relação custo-eficácia:** A tele-dentisteria pode reduzir potencialmente os custos dos cuidados de saúde ao minimizar a necessidade de visitas presenciais desnecessárias.

-

- **Maior envolvimento dos doentes:** As consultas virtuais podem capacitar os doentes, promovendo a comunicação e a tomada de decisões partilhada.

Conclusão: A teledentistry tem um imenso potencial para revolucionar o acesso aos cuidados de saúde oral, particularmente para as populações carenciadas. À medida que a tecnologia avança e os regulamentos se adaptam, a teledentistry está pronta para se tornar um componente integral de um sistema de cuidados dentários abrangente e acessível.

Introdução:

Teledentistry: Colmatando a lacuna no acesso aos cuidados de saúde oral

A teleodontologia, a utilização de tecnologias de telecomunicações para a prestação de cuidados dentários à distância, está a transformar rapidamente o panorama dos cuidados de saúde oral. Esta abordagem inovadora responde a um desafio crítico: garantir um acesso equitativo aos serviços dentários a todos os indivíduos, independentemente da localização geográfica, das limitações de mobilidade ou dos factores socioeconómicos.

A necessidade de cuidados dentários acessíveis:

Os cuidados dentários tradicionais enfrentam frequentemente barreiras geográficas, em especial para as pessoas que residem em zonas rurais ou que enfrentam dificuldades de transporte. Além disso, as pessoas com deficiência ou com recursos financeiros limitados podem ter dificuldade em aceder a serviços dentários regulares. Estas limitações podem levar a diagnósticos tardios, a doenças dentárias não tratadas e, em última análise, a piores resultados em termos de saúde oral.

Teledentistry: Uma solução promissora:

A teledentistry oferece uma solução poderosa para ultrapassar estas barreiras de acesso, tirando partido do poder da tecnologia. Ao utilizar plataformas de videoconferência seguras, câmaras de alta resolução e outras ferramentas digitais, os profissionais de medicina dentária podem ligar-se aos pacientes à distância, fornecendo uma gama de serviços, incluindo:

-
  - **Consultas à distância:** As avaliações iniciais, a triagem e a gestão de problemas dentários podem ser efectuadas virtualmente, reduzindo potencialmente as visitas presenciais desnecessárias.

-
  - **Diagnóstico e planeamento do tratamento:** As câmaras de alta resolução e outras tecnologias possibilitam exames virtuais, permitindo aos dentistas diagnosticar condições e colaborar com os pacientes em planos de tratamento personalizados.

-
  - **Monitorização pós-operatória:** A monitorização remota de pacientes após procedimentos dentários melhora os cuidados de acompanhamento e reduz a necessidade de consultas adicionais.

As vantagens da teledentisteria

A teleodontologia, a utilização da tecnologia para prestar cuidados dentários à distância, oferece uma multiplicidade de vantagens tanto para os pacientes como para os profissionais de medicina dentária. Ao tirar partido do poder das consultas virtuais e das ferramentas digitais, apresenta uma abordagem transformadora para alargar o acesso aos cuidados de saúde oral e melhorar a experiência global do paciente.

Benefícios para os doentes:

-

- **Acessibilidade melhorada:** A teleodontologia ultrapassa as barreiras geográficas, tornando os cuidados dentários prontamente disponíveis para as pessoas que residem em zonas remotas, para as que têm dificuldades de transporte ou para as que têm mobilidade limitada.

-

- **Maior comodidade:** As consultas virtuais eliminam a necessidade de visitas presenciais, reduzindo o tempo de deslocação, os tempos de espera e os custos associados. Esta conveniência pode ser particularmente benéfica para indivíduos com horários ocupados ou para aqueles que gerem doenças crónicas.

-

- **Redução da ansiedade:** Para os pacientes que sofrem de ansiedade dentária (dentofobia), as consultas virtuais podem oferecer um ambiente menos stressante, aumentando potencialmente a sua vontade de procurar e receber os cuidados dentários necessários.

-

- **Relação custo-eficácia:** A teleodontologia pode reduzir potencialmente os custos dos cuidados de saúde ao minimizar as visitas presenciais desnecessárias e as despesas associadas, como deslocações e faltas ao trabalho.

-

- **Maior envolvimento do paciente:** As consultas virtuais podem promover uma melhor comunicação e uma tomada de decisões partilhada, levando a um maior envolvimento do paciente no seu percurso de cuidados de saúde oral.

Benefícios para os profissionais de medicina dentária:

-

- **Alcance alargado:** A tele-dentisteria permite aos dentistas servir uma população de pacientes mais vasta, aumentando potencialmente o alcance da sua prática e a base de pacientes.

-

- **Eficiência melhorada:** As consultas virtuais podem simplificar o fluxo de trabalho dos pacientes, optimizando a marcação de consultas e reduzindo o tempo gasto em exames de rotina.

-

- **Colaboração melhorada:** A teledentisteria facilita a colaboração com outros profissionais de saúde, permitindo uma abordagem mais holística dos cuidados prestados aos pacientes.

- **Tomada de decisões com base em dados:** A utilização de ferramentas digitais e a monitorização remota podem fornecer dados valiosos para um diagnóstico e um planeamento de tratamento informados.

Desafios da teledentisteria: Obstáculos no caminho para a acessibilidade

Apesar do seu imenso potencial, a teleodontologia enfrenta alguns desafios que exigem uma análise cuidadosa:

- **Barreiras tecnológicas:** O acesso fiável à Internet e as infra-estruturas tecnológicas adequadas são cruciais para a implementação eficaz da teledentistry. O acesso limitado à tecnologia, particularmente nas áreas rurais, pode impedir a sua adoção generalizada.

- **Segurança e privacidade dos dados:** São essenciais medidas robustas de cibersegurança para salvaguardar as informações sensíveis dos doentes transmitidas através de plataformas virtuais. Garantir a privacidade dos dados e a conformidade com os regulamentos continua a ser uma preocupação fundamental.

- **Reembolso e viabilidade financeira:** As políticas de reembolso dos serviços de teledentistry podem não cobrir totalmente os custos associados, desencorajando potencialmente a adoção generalizada pelos profissionais de medicina dentária.

- **Âmbito limitado dos cuidados:** Embora a telemedicina ofereça serviços valiosos, certos procedimentos dentários exigem exames e intervenções presenciais, limitando a substituição completa dos cuidados dentários tradicionais.

- **Aceitação do paciente e literacia digital:** Nem todos os pacientes podem sentir-se confortáveis com consultas virtuais ou possuir a literacia digital necessária para utilizar eficazmente os serviços de teledentária.

Conclusão: Um futuro de acesso equitativo

Apesar destes desafios, a teledentistry é uma promessa imensa para revolucionar a acessibilidade dos cuidados de saúde oral. Ao abordar as barreiras tecnológicas, garantir a segurança dos dados, estabelecer modelos de reembolso justos e promover a educação dos pacientes, a teledentistry pode expandir significativamente o acesso aos cuidados para populações carentes e indivíduos que enfrentam limitações geográficas ou de mobilidade. À medida que a tecnologia continua a evoluir e os regulamentos se adaptam, a teledentistry tem o potencial de se tornar um componente integral de um sistema de cuidados dentários abrangente e equitativo, garantindo que todos tenham a oportunidade de receber cuidados de saúde oral de qualidade.

Referências:

- Associação Dentária Americana. (2023). Teledentistry.
- Associação Americana de Telemedicina. (2023). Teledentistry.
- Chou, R., & Kisely, S. (2018). Teledentistry: Um guia prático para clínicos. John Wiley & Sons.

More
Books!

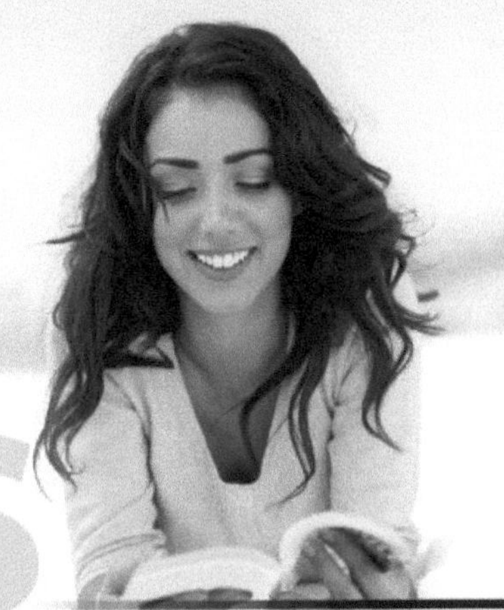